AF500295

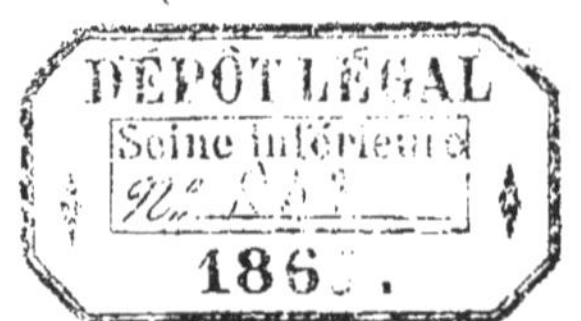

TRICHINES ET TRICHINOSE

OU

DE L'EMPOISONNEMENT

Par la viande de Porc,

PAR

LE Dr G. PENNETIER,

Professeur suppléant d'Anatomie et de Physiologie à l'École de Médecine de Rouen.

ROUEN,

IMPRIMERIE DE H. BOISSEL, SUCC[r] DE A. PÉRON,
Rue de la Vicomté, 55.

1865.

LES

TRICHINES ET LA TRICHINOSE (1)

PAR

LE Dr GEORGES PENNETIER.

Quiconque mange des trichines,
est à son tour mangé par elles!

I.

L'horreur qu'inspirait aux Juifs l'usage de la viande de porc est tous les jours justifiée par les nouvelles conquêtes de la science. L'inobservance de la loi mosaïque déterminait chez eux les plus hideuses maladies, elle en occasionne chez nous de mortelles.

Nous ne citerons que pour mémoire le *Tænia solium* ou ver solitaire (2), pour ne parler que d'un petit ver

(1) Depuis la lecture de ce mémoire à la *Société des Amis des Sciences naturelles*, une épidémie de trichinose a décimé toute une localité allemande. Nous avons donc cru devoir, avant de livrer ce travail à l'impression, y joindre quelques *notes* complémentaires, afin de mettre nos lecteurs au courant de l'état actuel de la question.

(2) *Voir* G. Pennetier, *Considérations sur la Ladrerie*, 1866.

microscopique, la *Trichina spiralis*, qui produit actuellement en Suède les plus grands ravages sur plusieurs races d'animaux et décime en ce moment la population d'un village situé près de Magdebourg, Hedersleben.

Ce petit helminthe, spécialement propre au cochon, peut affecter presque tous les animaux carnivores et omnivores, l'homme par conséquent.

Chaque année, les annales médicales d'outre-Rhin enregistrent de nombreux cas de mort produits par ce ver, et, nous ne craignons pas de dire que, si nous n'en signalons pas plus souvent chez nous la présence, c'est que nous ne le recherchons pas et que nous rapportons à des affections purement gastriques, nerveuses ou rhumatismales, de véritables cas de trichinose.

La trichine, dont le nom rappelle la ténuité extrême et la forme capillaire, est un ver microscopique de un demi, un, un et demi et quelquefois deux millimètres de longueur; qui vit à l'état de larve dans le tissu musculaire des animaux et ne devient adulte, apte à se reproduire, que dans leur intestin.

Parvenue à son entier développement (1), la trichine offre l'aspect d'une anguillule dont l'extrémité antérieure effilée correspond à l'ouverture buccale et dont le bout terminal est arrondi, légèrement renflé. Entre les deux extrémités s'étend l'œsophage entouré de tissu cellulaire dans une partie de son étendue et

(1) Il suffit d'un grossissement de 50 à 100 diamètres pour constater la présence des trichines; mais un grossissement de 300 au moins est nécessaire pour étudier les détails anatomiques de ces animaux.

auquel fait suite le canal intestinal terminé par l'anus (1).

La femelle présente à sa partie postérieure une cavité à plusieurs renflements, qui se continue en avant avec un long tube dont l'extrémité antérieure située dans le voisinage de la tête est ouverte an-dehors et correspond à l'orifice vulvaire. Ce tube contient les œufs d'abord, puis ensuite les petits vivants au nombre de plusieurs centaines. Les trichines sont donc vivipares et très fortement multipares.

Le mâle est ordinairement de moitié moins long que la femelle ét beaucoup moins commun qu'elle, il possède à son intérieur l'appareil séminal et présente en arrière deux petits appendices digîtés entre lesquels peut saillir le pénis.

Très peu de temps après l'accouplement, une semaine environ, des centaines de jeunes trichines sont émises par chaque mère et se meuvent dans le mucus intestinal.

Mais, ces embryons, longs tout au plus de 12 centièmes de millimètre, épais de 7 millièmes de millimètre à leur partie moyenne et de 3 millièmes de millimètre au niveau de la bouche, ne se développent pas dans l'intestin où ils sont nés; perforant les tuniques qui le composent, ils cheminent dans les organes (2) sous forme de fils allongés, invisibles à l'œil nu et atteignent les muscles volontaires, leur habitat spécial.

(1) *Voir* la planche annexée à ce travail (Pl. 1).

(2) Cheminent à travers les organes indistinctement (Virchow, Leukart); passent dans le sang (Zenker, Fiedler); pénètrent dans les vaisseaux sanguins et lymphatiques (Thudichum).

Arrivés là, ils s'accroissent rapidement, déplacent les fibrilles musculaires qu'ils attaquent pour s'en nourrir, irritent les parties environnantes dont ils augmentent la densité et s'enroulent alors en spirale, comme un ressort de montre, dans le kyste ainsi formé autour d'eux et qui présente en dessus et en dessous un appendice ou pôle caractéristique. De là, leur est venu leur nom de *Trichina spiralis*. Peu à peu la paroi de ce nid, qui est d'abord molle et transparente, s'incruste de calcaires, devient opaque et constitue à l'animal une véritable prison, une capsule blanchâtre, solide, qui est alors visible à l'œil nu. Il n'est pas rare de voir deux et même trois trichines renfermées dans le même kyste qui est généralement environné de graisse dans sa totalité ou dans une partie seulement de son étendue.

Ces trichines enkystées, bien que développées énormément si nous les comparons à ce qu'elles étaient à leur sortie de l'intestin, ne sont encore que des larves et resteront dans cet état, tant que vivra l'animal infesté; c'est-à-dire jusqu'à ce qu'un hazard en faisant des trichines intestinales, leur capsule soit détruite, leur liberté recouvrée et leurs organes sexuels développés.

Pour que ce hazard arrive, il ne faut rien moins que l'animal ainsi trichiné soit mangé par un autre et que ses muscles avec leurs hôtes soient introduits dans l'intestin de ce dernier. Sans cette condition, les trichines ne subissent aucune métamorphose, et, jusqu'à leur mort, restent à l'état de larves.

Ainsi enkysté, l'animal peut vivre plusieurs années dans sa capsule, plus de huit ans d'après Groth. Lorsqu'il vient à mourir, le kyste et son contenu sont atteints de dégénérescence graisseuse et résorbés peu à peu.

Mais, parvenu dans un intestin, il arrive rapidement à l'état adulte, s'accouple, dépose huit jours après dans le mucus intestinal des générations infinies d'êtres semblables à lui et meurt enfin ; tout cela, en quelques semaines seulement (1).

Pour nous résumer : les trichines sexuées habitent l'intestin et ne parviennent jamais dans les muscles ; leurs petits seuls y pénètrent, s'y développent, mais ne s'y multiplient pas. Par là, se trouve justifiée la division des trichines en *musculaires* et *intestinales.*

L'anatomiste anglais Hilton paraît être le premier qui ait observé les kystes à trichines, mais il ne vit pas l'animalcule dont la découverte date de 1835 et revient tout entière à R. Owen. Il y a cinq ans seulement, Zenker, de Dresde, rencontra des trichines non enkystées, et Herbst, de Gœttingue, fut le premier à constater la présence de ces helminthes microscopiques dans la chair des animaux nourris avec de la viande trichinée. Enfin, pour rendre à chacun ce qui lui revient, signalons les importantes recherches de MM. Zenker, Fœrster, Virchow, Leuckart et Gerlach qui nous ont révélé la véritable nature, l'anatomie et les mœurs de ces animaux.

Mais, comme la science se compose non-seulement

(1) Les trichines, au dire de MM. Dengler et Rodet, ne restent dans l'intestin que quinze jours à trois semaines ; mais les observations faites pendant l'épidémie d'Hedersleben semblent indiquer que la durée de ce séjour peut être parfois plus considérable.

des vérités du jour, mais aussi des erreurs de la veille, je rappellerai, ne fut-ce que pour en constater la fausseté, l'hypothèse fort ingénieuse récemment émise sur la nature des trichines par un savant très distingué, M. Küchenmeister.

La *Trichina spiralis*, selon lui, ne serait que la larve, l'état embryonnaire d'un autre ver, le *Trichocephalus dispar*, que l'on rencontre souvent en grande abondance dans l'intestin de l'homme et qui la représenterait à son état de complet développement.

Cette théorie que semblèrent confirmer d'abord les expériences de Leuckart, en 1859, sombra complètement devant celles qu'entreprit de nouveau cet observateur avec le professeur Virchow, aujourd'hui à la tête du mouvement scientifique en Allemagne, comme il est à la tête du mouvement politique en Prusse.

Ces savants arrivèrent à conclure, ainsi qu'il a été dit plus haut, à la métamorphose non plus de la trichine musculaire en trichocéphale, mais de cette première, asexuée, en trichine intestinale pourvue d'organes générateurs.

II.

On ne peut nier que la viande trichinée ne soit un danger pour l'homme, et que l'ingestion dans l'estomac de quelques bouchées seulement ne soit capable de déterminer la mort. Nous devons donc la relation succincte de cette maladie qui, sous le nom de TRICHINOSE, fait chaque année plus de victimes qu'on ne pense.

Je ne crois pas devoir imiter le Dr Bock, qui s'abstient de la décrire sous le prétexte que l'homme du monde a la funeste habitude de se croire atteint d'une maladie dès qu'il en constate chez lui le moindre symptôme isolé. Bien que cette remarque de Bock soit essentiellement vraie, nous croyons qu'il est nécessaire de connaître l'importance d'un mal pour s'appliquer à l'éviter. Les moyens préservatifs sont, du reste, ici, fort simples et il est toujours en notre pouvoir de nous garantir de cette maladie qui, une fois déclarée, est le plus souvent sans remèdes.

De 1835, époque de la découverte des trichines, à 1860, les savants exclusivement occupés de l'histoire naturelle de ces helminthes les regardaient comme étant tout-à-fait inoffensifs lorsque Zenker eut l'occasion d'observer à Dresde une véritable épidémie causée par l'usage d'un seul porc abattu dans une ferme. Plusieurs personnes tombèrent malades, une servante mourut et son cadavre fut, ainsi que celui du porc, trouvé farci de trichines.

A deux ans de là, le Dr Friedreich découvrit la même affection sur un de ses malades et l'autopsie vint ensuite confirmer le diagnostic.

Pendant l'année 1859, il mourut, dit Virchow, une dizaine de sujets à l'hôpital de la Charité, de Berlin, et pendant le seul dernier trimestre de 1864, il en succomba sept.

Mais, ces cas ne sont malheureusement pas les seuls que nous ayons à signaler et il me suffira, pour en convaincre, de rappeler, parmi les épidémies de trichines que les annales médicales ont déjà enregistrées, celles de Corbach, de Plauen, de Calbe, de Rugen, de Quedlinbourg, de Magdebourg, de Burgk, de Hettstœdt et enfin, l'épidémie actuelle d'Hedersleben, une des plus meurtrières.

La plupart des observations de trichinose nous viennent surtout d'Allemagne, d'Amérique et d'Angleterre (1); MM. Kœberlé et Cruveilhier sont les seuls observateurs qui en aient fait mention en France. « Je suis persuadé, dit ce dernier, que ces petits entozoaires ne sont pas très rares; mais ils échappent aisément par leur ténuité à une observation peu attentive... Je les ai vus en nombre très considérable dans les muscles des membres supérieurs et principalement dans les muscles du bras (2). »

Mais, si les trichines, à l'état de liberté dans les muscles, font courir un si grave danger à celui qui en est atteint, elles deviennent, parait-il, inoffensives pour lui, après leur enkystement. Si donc, l'homme ou l'animal infesté ne succombe pas avant la formation du kyste qui met environ deux mois à se produire, il est hors de danger. Il ne lui reste qu'un peu de raideur et de gêne dans les mouvements.

Les SYMPTÔMES de la trichinose simulent le plus souvent des affections gastriques ou rhumatismales, des épanchements et des paralysies, parmi lesquelles celle des muscles respirateurs est le plus à redouter.

Si nous lisons attentivement les observations de Wood, de Friedreich, de Zenker, de Harrisson, de

(1) Un nouveau cas vient d'être observé en Angleterre. L'introduction de trichines dans les tissus musculaires, dit la *Pall Mall Gazette* (février 1866), a été aussi découverte dans notre pays. Il vient d'être constaté que les muscles d'un malade mort à *Guy's Hospital* étaient infestés de ces mystérieux parasites.

(2) Cruveilhier (*Anat. path.*, tome II, page 64).

Walter, de Groth, de Bœhler, de Virchow, nous voyons que les lésions se font surtout remarquer dans l'estomac, les intestins et les muscles.

La maladie débute ordinairement par des symptômes typhoïdes, un malaise général, de la fatigue, de la céphalalgie, accompagnés de fièvre intense, soif, anorexie, ballonnement du ventre, coliques, vomissements, diarrhée ou constipation. Surviennent alors des douleurs musculaires et parfois des paralysies des membres, des douleurs articulaires avec tuméfaction des articulations, de l'œdème de la face et des jambes, de l'injection des yeux. L'intelligence d'abord libre finit par se troubler; le pouls d'abord fort et fréquent diminue; des escharres apparaissent souvent au sacrum et au niveau des grands trochanters; enfin, la mort vient clore cè cortége des symptômes et l'autopsie révèle dans les muscles la présence de trichines ordinairement libres et vivantes.

On peut avec MM. Bœhler et Dengler admettre dans la trichinose quatre périodes ordinairement bien distinctes :

Une *période prodromale* de six à sept jours de durée, correspondant à la présence des trichines dans l'intestin, et pendant lesquels dominent les symptômes gastriques, la fatigue, et commencent les douleurs dans les membres;

Une *période d'augment* correspondant à l'invasion des vers dans la chair musculaire, et pendant laquelle se remarquent, l'œdème de la face, la fièvre, la soif, les sueurs abondantes et souvent nauséabondes, une augmentation notable dans les douleurs des membres qui restent en demi-flexion et peuvent à peine se mouvoir;

les symptômes gastriques, l'œdème des extrémités et souvent aussi de la poitrine, succèdant à celui de la face, la dyspnée causée par la présence des trichines dans les muscles respirateurs et enfin l'enrouement, lorsqu'elles ont fait irruption dans les muscles du larynx ;

Une *période d'état* correspondant à l'enkystement des trichines. Lorsque la maladie doit avoir une heureuse issue, tous les symptômes diminuent ; dans le cas contraire, il survient une diarrhée abondante, le rectum fortement congestionné fait saillie au dehors, les excrétions deviennent involontaires, la fièvre et les douleurs augmentent et, en même temps, la peau est atteinte d'une sensibilité anormale, son infiltration devient très considérable, des escharres se montrent au sacrum et au niveau des trochanters ; quelquefois même les organes génitaux se gangrennent ;

Enfin, une *période de déclin* qui commence du 5e au 8e septenaire, et pendant laquelle tous les symptômes disparaissent et les malades demandent des reconstituants. Les cheveux tombent très fréquemment pendant la convalescence (1).

(1) Le tableau que la plupart des journaux allemands nous retracent de l'épidémie actuelle d'Hedersleben est très-inquiétant ; il est cependant encore, paraît-il, au-dessous du vrai, et les renseignements fournis par le Dr Stein, de Francfort, sont des plus alarmants. La maladie débuta par des vomissements et de la diarrhée ; les médecins, pensant avoir affaire à des cas de choléra, combattirent ces symptômes par l'emploi de l'opium à hautes doses, arrêtèrent malheureusement la diarrhée, et il fut bientôt trop tard pour songer à évacuer par des purgatifs les trichines intestinales, dont les petits traversaient par milliers l'organisme. Un fait assez singulier et qui mérite d'être cité, c'est qu'aucun des enfants au-dessous de quatorze ans, qui ont été atteints, n'est mort. Cinq semaines après le début, les symptômes semblèrent s'amender chez un certain nombre de malades ; mais bientôt une

Le DIAGNOSTIC de cette affection est parfois difficile ; elle peut être, en effet, confondue avec une cholérine, une entérite, un rhumatisme, une albuminurie, une

deuxième ponte eut probablement lieu dans l'intestin, et une recrudescence de la maladie s'ensuivit, de sorte qu'au bout de six semaines, on vit reparaître avec une nouvelle intensité la difficulté de respirer, l'œdème de la face, la raideur des membres, les atroces douleurs et les paralysies de toute sorte. Ces dernières, entravant jusqu'à la déglutition, empêchèrent les malades de prendre la moindre nourriture ; on fut forcé, pour les soutenir, de recourir aux lavements féculents. Les autopsies que l'on a eu l'occasion de faire à cette époque de la maladie ont montré tous les muscles farcis de trichines. Les dissections dans lesquelles on les rencontra dans les intestins les y montrèrent en quantités énormes ; on comptait en moyenne un mâle pour six femelles pleines que l'on voyait, jusque sous le microscope, projeter au dehors leur innombrable progéniture ; le foie était atteint de dégénérescence graisseuse, et les fibres musculaires, également altérées, étaient remplies de granulations.

L'épidémie d'Hedersleben se distingue, sous certains rapports, des épidémies antérieures dont la description nous est parvenue. Il est un certain nombre de sujets, en effet, qui présentent une diarrhée violente et continue. Chez d'autres, au contraire, ce symptôme finit par s'amender ; des douleurs musculaires accompagnées de lassitude dans les jambes lui succèdent, et l'œdème de la face et des membres survient à la troisième semaine avec cette particularité que le bras droit et la jambe gauche, ou *vice versà*, sont souvent pris simultanément. Ces malades ont presque tous de la fièvre ; leur pouls bat au moins cent vingt pulsations par minute, et ils sont affaiblis par des sueurs abondantes, de violentes crises de toux et une expectoration continuelle. S'ils viennent à s'endormir dans ces circonstances, ils ne se réveillent souvent plus ; au bout d'une heure à peine, ils ont succombé. Parfois aussi ils passent sans connaissance les dernières heures de leur vie et s'éteignent dans le délire. Enfin, on peut ranger dans une troisième catégorie ceux qui ne sont tombés malades que trois ou cinq semaines après avoir mangé du porc trichiné. On ne constate chez eux ni diarrhée ni symptômes gastriques, mais de l'œdème, de la dyspnée, des douleurs musculaires indescriptibles et une contraction énorme des membres, qu'ils accusent eux-mêmes en se disant « raides comme une barre de fer. » Cette dernière forme de la trichinose paraît être la moins grave. — Extrait de la *Relation de l'épidémie d'Hedersleben*, par le Dr G. PENNETIER, *Journal de Rouen*, 18 décembre 1865.

fièvre grave ou une phthisie, suivant la période pendant laquelle le médecin est appelé. Pour dissiper les doutes, il convient de rechercher d'abord les trichines dans les selles des malades et, si cet examen est infructueux, de chercher à en constater la présence dans les muscles, au moyen d'un des procédés suivants :

Welcker (de Halle) conseille d'examiner attentivement la partie inférieure de la langue, à côté du frein ; on peut, dit-il, apercevoir les trichines par transparence de la muqueuse, au milieu des muscles de la langue. Ce moyen nous paraît fort incertain, et nous conseillons de préférence l'emploi du *trocart à encoche* de Middeldorpff, de l'*emporte-pièce histologique* de Duchenne (de Boulogne), ou de l'*incision* de Kœnigsdoerffer.

L'instrument de Middeldorpff, employé pour la première fois par Friedreich, en 1862, sur un garçon-boucher atteint de trichinose, consiste en une espèce de petit harpon que l'on introduit dans les chairs et à l'aide duquel on extrait quelques fibrilles musculaires. Pour arriver au même résultat, Kœnigsdoerffer pratique au niveau du biceps brachial une incision de 2 centimètres et demi environ de longueur, il écarte ensuite le tissu musculaire, puis, à l'aide d'une petite pince à crochets et de ciseaux courbes, il enlève une parcelle de muscle qu'il soumet ensuite à l'examen microscopique.

La CAUSE de la trichinose est, chez l'homme, toute entière dans l'usage qu'il fait de la viande de porc crue ou incomplètement cuite. La découverte des trichines chez le porc nous vient de l'Amérique du Nord et appartient au Dr Leidy. Mais, tous les animaux ne semblent pas aptes à se trichiner ; Virchow a, sans résultat, essayé d'obtenir des trichines musculaires chez des chiens, des moutons, des bœufs, des poules et des pigeons auxquels il avait fait avaler des trichines, bien que souvent il ait vu ces dernières se développer dans leurs intestins (1).

Le TRAITEMENT de la trichinose se résume, lorsqu'on est prévenu à temps, à faire évacuer, si faire se peut, les trichines mères par des vomissements et des purgatifs énergiques (2).

Le Dr Œhme préconise contre les parasites encore contenus dans le tube intestinal l'*oxyde de cuivre* à la dose de 10 à 20 centigrammes, à deux ou trois reprises par jour, et les lavements d'*acétate* ou de *sulfure de cuivre*. Contre les trichines musculaires, il administre également une légère solution de ces sels.

Le Dr Trinks conseille le *camphre* à hautes doses, le *sublimé*, le *soufre* et le *phosphore*, et croit que ces substances détruisent les trichines non-seulement contenues dans le tube intestinal, mais même parvenues au sein des muscles.

(1) Selon M. H. Rodet, les animaux qui se trichinisent d'eux-mêmes, à notre insu, sont, parmi les mammifères : le *porc*, le *chat*, le *rat*, le *mulot*, la *souris*, la *taupe*, le *blaireau*, le *chien*, etc., et parmi les oiseaux : la *chouette*, le *chat-huant*, la *corneille*, le *corbeau*, l'*épervier*, etc. Ceux qui ne se trichinisent que par les mains de l'homme, sont : le *cochon d'Inde*, le *lapin*, le *pigeon*, la *poule*, etc. Ceux enfin qui sont réfractaires à la maladie, sont : le *bœuf*, le *veau*, le *cheval*, l'*âne*, le *mouton*, l'*oie*, le *canard*, le *dindé*, etc.

(2) Pour M. Rodet, il est rare que les trichines adultes restent plus de quinze jours dans l'intestin (du moins chez les animaux soumis à ses expériences); il prescrit donc, par analogie, de ne pas soumettre les malades à la médication purgative quinze jours après l'ingestion de la viande infestée, parce que cette médication n'aurait plus pour effet que de les affaiblir.

Dans les épidémies de Plauen et de Calbe, on a tour-à-tour employé l'*huile de térébenthine*, la *santonine*, le *calomel*, le *jalap*, l'*écorce de racine de grenadier*, l'*extrait éthéré de fougère mâle*, mais sans constater l'efficacité bien marquée d'aucun de ces agents.

Un médicament qui paraît avoir une action assez sérieuse est la *benzine*. Le Dr Mosler la recommande contre les trichines musculaires et intestinales, mais le Dr Rodet, qui reconnaît la vérité de cette affirmation relativement à ces dernières, émet des doutes relativement aux helminthes musculaires. Il a expérimenté l'action de la benzine sur un lapin et un chat à la première période de la trichinose et n'a pu, il est vrai, rien retrouver à l'autopsie, mais les tentatives qu'il fit sur des animaux dont les muscles étaient envahis ont toutes échoué.

M. Rodet, qui a également étudié l'action de l'*électricité* sur les trichines, en signale l'inefficacité. « Des fibrilles musculaires, dit-il, qui contenaient toutes plusieurs trichines, étaient isolées et posées sur le champ du microscope, en contact de chaque côté avec les deux conducteurs d'une forte pile. Le courant électrique passait donc à travers ces faisceaux musculaires, et, au bout d'une demi-heure et plus, nous retrouvions toujours les trichines vivantes. »

Enfin, le Dr Dengler oppose : les diurétiques (*digitale*, *nitrate de potasse*) à l'œdème et aux hydropisies ; les narcotiques (*sirop de morphine*) à l'insomnie et aux douleurs trop vives ; l'*ipéca* et le *sous-nitrate de bismuth*, à la diarrhée et aux symptômes gastriques. Il relève les forces du malade au moyen des toniques et d'une alimentation fortifiante ; il rappelle enfin la contractilité musculaire par l'électricité.

III.

Comme il n'existe aucun spécifique sérieux contre la trichinose, il est de la plus haute importance de répandre dans le public les moyens préservatifs de cette terrible maladie. Ils sont fort simples et se réduisent à deux : *faire cuire suffisamment la viande de porc, afin de tuer les trichines qu'elle peut contenir, ou en faire un examen microscopique rigoureux avant de la livrer à la consommation.*

Il faut une température assez élevée pour tuer les trichines; mais la nouvelle propagée par différents journaux, qu'une cuisson prolongée de la viande est insuffisante pour les détruire, est tout-à-fait fausse ; de nombreuses expériences l'ont prouvé, et les recherches récentes sur la résistance vitale des organismes inférieurs (1) viennent tout-à-fait à l'appui de ces résultats. Toutefois, il semble démontré que plusieurs heures de cuisson d'un épais morceau de viande dans l'eau bouillante ne suffisent pas toujours pour tuer les animalcules du centre (2), et la condition essentielle est que *toute la masse* ait atteint la température voulue. Des expériences de Küchenmeister, de Haubner et de

(1) Pouchet : *Recherches et Expériences sur les Animaux ressuscitants*, in-8°, 1859 ; — *Nouvelles Expériences sur les Animaux pseudo-ressuscitants*, 1860. — Tinel : *Mémoires sur les Rotifères et les Tardigrades*, 1859. — Pennetier : *Mémoires sur les Rotifères, les Tardigrades et les Anguillules des toits*, 1859 et 1860 ; — *De la Reviviscence et des Animaux dits ressuscitants*, in-8°, 1860.

(2) Un certain nombre de victimes de l'épidémie dernière d'Hedersleben avaient, paraît-il, fait usage de viande de porc ainsi préparée.

Leisering ont, il est vrai, démontré que ces animalcules périssent par une longue salaison de la viande et par une fumigation chaude de vingt-quatre heures. Mais Küchenmeister constate également qu'au bout d'une demi-heure de cuisson la viande peut n'avoir que 55 degrés centigrades au centre, tandis que la superficie est arrivée à 60; qu'au bout d'une heure la température interne peut n'atteindre que 70 à 75, et que, pendant ce même temps, des côtelettes et des saucissons peuvent n'acquérir au centre qu'une température de 60 degrés. Or, les trichines, peuvent être exposées impunément à une température de 50 degrés, résistent assez longtemps à 62 ou 65 et ne sont tuées sûrement, au dire des auteurs, qu'à 100 degrés. Si l'on pouvait, en science positive, conclure par analogie, nous dirions que cette dernière évaluation nous paraît un peu exagérée; nos expériences personnelles sur les *anguillules des toits* nous ont en effet démontré que ces animaux ne résistent pas à une température de 75 degrés, prolongée pendant une heure (1).

La trichine à l'état de larve présente une ténacité vitale fort grande et peut survivre longtemps à son hôte, deux ou trois semaines selon MM. Virchow et Leuckart, beaucoup plus encore, au dire de MM. Engel et Dengler. Mais, aux deux périodes extrêmes de sa vie, c'est-à-dire à l'état embryonnaire et à l'état parfait, elle est loin de présenter une résistance vitale aussi considérable; la trichine adulte

(1) G. Pennetier, *Mémoire sur les Anguillules des toits* (Société de Biologie, 1859); — *Nouvelles Recherches sur les Anguillules des toits* (Ami des Sciences, 1860).

ne vit pas une heure dans l'eau froide et survit à peine quelques heures à l'individu qui la renferme.

« C'est surtout à l'hygiène publique, dit la *Gazette des Hôpitaux*, c'est au zèle intelligent et prévoyant des Conseils de salubrité qu'il importe de prévenir le développement de ce mal redoutable; et c'est à leur surveillance active que nous devons peut-être chez nous le rare privilége d'avoir échappé à cette singulière maladie. » Cela est vrai, nous voulons le croire du moins; toutefois, nous voudrions et en cela nous joignons notre voix à celle de plusieurs auteurs, de M. Virchow principalement, nous voudrions voir établir un microscope dans chaque abattoir et ne voir permettre la vente des viandes de porc qu'après un examen scrupuleux. Cette mesure, contre laquelle des préjugés erronés ont pu seuls s'élever, est aujourd'hui mise en pratique dans plusieurs villes d'Allemagne.

Nous sommes, en cela, moins exigeant que le Dr Bock qui voudrait voir dans chaque ménage un microscope domestique et la jeune fille ravir chaque jour quelques instants aux agréments de sa toilette pour les consacrer à quelque chose d'une plus réelle utilité. Un jour viendra, dit Newton, où un microscope sera entre les mains de tout homme instruit. Le microscope, en effet, est un des instruments les plus puissants de civilisation; il crée à notre intelligence comme à notre vie pratique les plus grandes jouissances et les plus grands avantages.

MM. Virchow et Rodet pensent avec raison que le premier remède à opposer aux ravages des trichines consiste à prévenir la trichinose chez le porc, et pour cela il prescrit de veiller à la nourriture et à la propreté de cet animal. Il faut, dit M. Rodet, laver soigneusement les mangeoires de ces animaux et tous les objets qui sont à leurs usages ; tenir propres les écuries, les basses-cours, et éloigner de leur portée les latrines de l'homme ; empêcher autant que possible les rats et les souris de fréquenter leurs écuries ; ne leur donner enfin qu'une nourriture végétale à moins qu'on ne choisisse pour leur alimentation des viandes qui, comme celle du cheval, ne sont jamais trichinées (1).

Les précautions précédentes sembleront peut-être exagérées à plusieurs ; le Français est habitué à vaincre le danger, il ne cherche jamais à l'éviter ; toutefois, devant un jambon, il doit avoir toujours présente à l'esprit cette vérité importante : quiconque mange des trichines, est à son tour mangé par elles !

M. Dengler indique, du reste, un moyen vulgaire pour s'assurer de la présence des trichines dans la viande de porc. Selon lui, les trichines enkystées se reconnaissent très facilement, par transparence, sur une tranche mince de muscle, et pour apercevoir les trichines libres, il suffit de plonger cette tranche pendant un certain temps dans du vinaigre. Ce réactif

(1) Un agronome hongrois écrivait dernièrement à un journal de Vienne qu'en Hongrie on guérit, dans l'espace de quatre jours environ, les porcs trichineux en leur donnant à manger de la graine de chanvre, et il ajoutait que ces porcs se distinguent des autres par leurs allures farouches et la manie de ronger le bois. Mais le professeur Kuehne (de Halle) soutient au contraire que l'homme de l'art même peut à peine découvrir quelques troubles dans la santé et les habitudes de ces animaux.

dissout le tissu connectif, et les helminthes apparaissent par transparence sous la forme de petites lignes blanchâtres, très courtes et très minces. Nous nous bornons à signaler ce moyen dont nous laissons toute la responsabilité à l'auteur, nous gardant bien d'en garantir l'infaillibilité, surtout pour ce qui regarde les trichines libres, non enkystées.

Depuis cinq ans les médecins allemands, et notamment le Dr Virchow, s'efforcent d'attirer l'attention publique sur les dangers qui peuvent résulter de l'usage imprudent de la viande de porc. Mais, il a suscité par là la colère des bouchers, et aujourd'hui elle n'est point encore apaisée. « Je ferai remarquer, dit-il, que ce sont justement les bouchers qui ont le plus grand intérêt à prendre toutes les précautions, car ce n'est pas seulement leur profession qui est menacée, mais leur propre personne. Dans plusieurs épidémies, aussi bien que dans plusieurs cas sporadiques, ce sont surtout les bouchers qui ont été victimes de la trichine (1).

(1) Le plus souvent, en effet, comme cela a eu lieu, entre autres, lors des épidémies d'Hettstœdt et de Hedersleben, les bouchers et leur famille sont les premières victimes, ce qui ne les empêche pas parfois de continuer leur croisade contre ceux qui s'efforcent de prévenir les affreuses conséquences de l'alimentation par la viande de porc malsaine. « Comme je ne crois pas aux trichines, écrivait dernièrement M. F. Bush, *senior* des bouchers de Stettin (*Annonces générales de Stettin*), comme au contraire je prends tout ce qu'on a dit là dessus pour un conte, pour une invention intéressée, j'adresse par la présente à MM. les docteurs et chimistes la prière de vouloir bien se procurer un cochon malade de cette prétendue maladie, et je prends l'engagement d'en manger publiquement plusieurs morceaux crus pour l'instruction et la tranquillité de mes concitoyens. » Nous devons à la vérité de dire que les confrères de M. Busch ne partagent pas tous son avis, et que dernièrement le syndicat des bouchers de Berlin tint une réunion publique fort nombreuse à laquelle étaient convoqués l'autorité municipale, plusieurs pro-

Les bouchers non-seulement mangent de la charcuterie, mais de plus, ils ont l'habitude de goûter la viande fraîche ou, du moins, ils mettent souvent dans la bouche leur couteau avant de l'avoir essuyé. Ce sont donc eux qui sont le plus exposés. »

S'il est vrai que tous les muscles du porc peuvent être trichinés, il est parfaitement reconnu aussi que le diaphragme et les muscles du cou et des mâchoires sont des lieux de prédilection ; rien n'est donc plus facile que de se rendre, en quelques instants, un compte exact de l'état sain ou pathologique d'un grand nombre d'animaux. Et, dans tous les cas, devons nous calculer un temps aussi utilement employé, quand nous savons qu'il suffit d'un animal malade, d'un seul, pour vouer à la maladie ou à la mort un bourg ou un quartier de ville tout entier? On compte, en moyenne, deux

fesseurs de l'Université, des médecins et des journalistes, afin de discuter les moyens les plus propres à prévenir le développement de la trichinose. La *Gazette de Voss*, qui rapporte ce fait, signale en même temps un incident comique auquel cette séance donna lieu. Le professeur Virchow venait d'exposer les dangers causés par la viande trichinée et les moyens propres à les prévenir, lorsque le vétérinaire Urban se leva pour déclarer que la trichinose était une pure invention des médecins dont la presse s'était faite la complice et qu'il n'hésiterait pas à manger de la viande remplie de trichines. M. Virchow tira alors de sa poche un saucisson trichiné dont il présenta une tranche à son interlocuteur. Poussé par les défis de l'assemblée et malgré les réfutations que lui avait adressées le professeur Hertwig, de l'école vétérinaire, M. Urban, qui d'abord hésitait, se décida à en manger un morceau, mais, pour la tranquillité de ses amis probablement, il quitta immédiatement la salle et courut chez un pharmacien du voisinage avaler un vomitif énergique. Le syndicat des bouchers forma, à la suite de cette séance, une association dont les membres s'engagent à ne livrer à la vente que de la viande préalablement soumise à l'examen d'un expert. Quelques obstinés seulement ont préféré quitter leur état que de se soumettre à ce qu'ils appellent des *tracasseries*.

cents petits par chaque trichine mère (1) ; il suffit donc de cinq mille femelles pour engendrer, au minimum, un million de jeunes, et ces cinq mille femelles peuvent, ainsi que le fait justement remarquer Virchow, se trouver dans quelques bouchées de viande.

Il se peut que la trichinose soit une maladie fort rare chez nous : je ne voudrais pas cependant garantir le fait, les symptômes qu'elle détermine n'étant pas toujours caractéristiques et des apparences trompeuses pouvant induire en erreur. Mais, l'introduction en France de la charcuterie d'Allemagne est aujourd'hui fort importante ; la consommation du jambon cru devient, à Paris notamment, de jour en jour plus considérable, et les jambons de Westphalie, de Mayence, d'York, sont de plus en plus goûtés parmi nous.

Le professeur Weber, de Halle, afin de faciliter les recherches, s'est, il y a déjà longtemps, adressé à l'autorité pour que l'autopsie de tous les cadavres soit réglementaire. Mais une précaution qui, au dire du docteur Stein, serait beaucoup plus urgente, serait, en temps d'épidémie principalement, de répandre des substances vénéneuses sur les cadavres que l'on inhume et sur la terre qui doit les recouvrir, afin de détruire les animaux qui peuvent s'en nourrir. Il a, en effet, constaté que les rats et les souris des champs, les taupes, les mans et jusqu'aux vers de terre, sont souvent remplis de trichines, et l'on sait que ces animaux sont des mets favoris pour les porcs.

A ces faits que nous serions curieux de voir confirmer de nouveau, surtout pour ce qui regarde les

(1) Gerlach en admet le double et Leuckart un mille.

lombrics et les taupes, nous en ajouterons un autre non moins remarquable, et qui prouve jusqu'où peut aller la diffusion de ces helminthes. Une grosse mouche ayant déposé ses œufs sur le cadavre d'un lapin trichiné, les vers qui en sortirent furent eux-mêmes criblés de ces parasites, se développèrent néanmoins et les hébergeaient encore dans leurs tissus à une époque éloignée de leur naissance.

M. Stein a déjà, il y a plusieurs années, appelé l'attention de l'autorité sur ce point, mais on ne crut pas devoir faire droit à ses réclamations. Puisse-t-on ne pas s'en repentir!

L'autorité, en Allemagne, est loin toutefois d'être restée sourde aux principes d'hygiène que la science s'efforçait de vulgariser. Nous avons en effet sous les yeux une circulaire publiée par ordre du maire d'Hettstœdt, le 8 novembre 1863, par le chef de la police, M. Damman. Nous y lisons (1) : « La maladie qui, depuis le mois dernier, règne dans notre ville et dans les environs a été reconnue, d'après ses symptômes, son caractère épidémique et sa terminaison, être la *trichinose*. C'est l'opinion des docteurs : Rupprecht, d'Hettstœdt; Colberg et Weber, de Halle, et Gründler, de Aschersleben. Cette affection consiste dans un empoisonnement de la viande de porc par les *trichines*. Avalés par l'homme, ces animaux se multiplient dans ses intestins, et leur innombrable progéniture émigre dans les muscles et détermine une maladie toujours sérieuse et assez souvent mortelle. Dans les

(1) Nous devons la traduction de ce passage à l'obligeance de notre ami le professeur Wankel.

cas les moins graves, cette maladie dure néanmoins plusieurs semaines et rend tout travail impossible. Elle n'est nullement contagieuse, diffère essentiellement de la fièvre typhoïde et provient uniquement de la consommation de la viande de porc trichinée. On ne connaît pas encore le moyen de reconnaître à première vue que la viande est malsaine et jusqu'à quel point elle peut être nuisible. Ni l'éleveur de porcs, ni le boucher, ni le consommateur ne peuvent dans la plupart des cas reconnaître le danger, et comme ni la cuisson ni la réduction de la viande en hachis ne peuvent nous garantir sûrement, nous croyons de notre devoir de prévenir le public contre l'usage des aliments préparés avec le porc. Nous pouvons cependant, en toute vérité, combattre les bruits exagérés qui ont cours au dehors sur l'état actuel de l'épidémie et qui portent préjudice aux intérêts de notre ville. De nouveaux cas de trichinose ne se présentent pas, la très grande majorité des malades sont en convalescence, et tout laisse espérer chez eux une issue favorable de la maladie (1). »

Si la question des trichines offre un si grand intérêt au point de vue de l'hygiène, nous devons signaler à l'autorité tout ce qu'elle a également d'important au point de vue de la médecine légale. M. Onimus a déjà

(1) Dans le grand duché de Saxe-Weimar, le gouvernement vient de publier que très-prochainement il prendrait des mesures contre la trichinose. L'attention de l'autorité est également éveillée chez nous sur cette maladie. Dans le courant de janvier 1866, le Ministre de l'Agriculture, du Commerce et des Travaux publics a décidé qu'une Commission composée d'un médecin et d'un vétérinaire serait envoyée en Allemagne même, pour y étudier la maladie des trichines. MM. Delpech, de l'Académie de médecine, et Reynal, professeur à l'école vétérinaire d'Alfort, ont été désignés à cet effet.

attiré son attention sur ce point. Nous rappellerons donc avec lui que, non-seulement ces animalcules peuvent être ingérés sans qu'on en ait conscience, mais que les désordres qu'ils déterminent n'apparaissent que quelques semaines après; qu'on peut, à la rigueur, se les procurer et les multiplier facilement, en avoir constamment de vivants, saupoudrer avec toute espèce de mets, occasionner ainsi des maladies qui n'ont rien de caractéristique, et que si une victime succombe, ni l'autopsie la plus complète, ni l'analyse la plus minutieuse ne donneront d'éclaircissement.

Joignant enfin nos vœux à ceux du professeur Virchow, nous dirons en terminant : Puisse chacun profiter de cet exposé. Mon but n'a pas été de répandre la peur, mais d'indiquer les moyens qui peuvent écarter un danger aussi certain et contre lequel la surveillance de l'Etat est impuissante à elle seule; il faut que chaque individu cherche à se prémunir lui-même. Pour cela, il est indispensable d'avoir des notions précises, et il m'a semblé qu'un exposé à la fois succinct et complet était seul capable de dissiper tous les doutes. Si j'y suis parvenu, j'aurai atteint mon but. Telle est d'ailleurs la noble mission de la science, qu'elle se hâte de guérir les plaies qu'elle découvre.

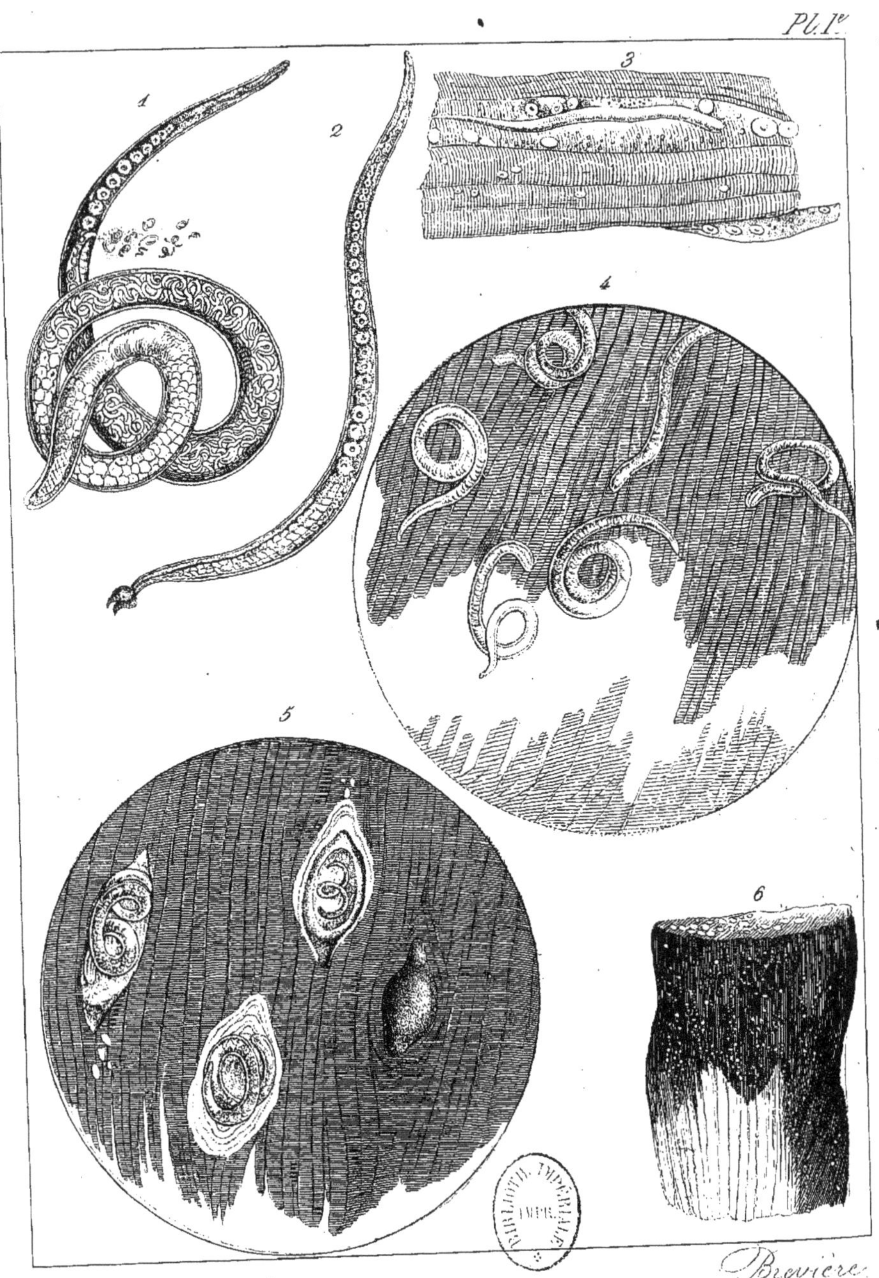

TRICHINES

EXPLICATION DE LA PLANCHE.

Fig. 1. Trichine (adulte, intestinale) femelle, expulsant ses petits.

Fig. 2. Trichine (adulte, intestinale) mâle.

Fig. 3. Trichine à l'état de larve, parvenue dans les fibrilles musculaires.

Fig. 4. Parcelle de muscle trichiné, vue au microscope.

Fig. 5. Portion de muscle rempli de trichines enkystées (les kystes sont représentés ici crétifiés et de grandeur naturelle).

Fig. 6. Kystes vus au microscope.

Rouen. — Imp. de H. Boissel, rue de la Vicomté, 55.

www.ingramcontent.com/pod-product-compliance
Ingram Content Group UK Ltd.
Pitfield, Milton Keynes, MK11 3LW, UK
UKHW012306240726
13966UKWH00004B/1674